LOW CARB HAUPTGERICHTE

Rezepte mit Punkten für den Thermomix

JANINA HEINZ

Inhaltsverzeichnis

Einleitung

Low-Carb-Gerichte gelingen perfekt im Thermomix! Man kann sich kaum vorstellen, dass man mit Gerichten, die so toll schmecken, sogar abnehmen kann. Und doch ist es genau so!

Beim Abnehmen kann natürlich auch das einfache Punkte Konzept helfen!

Damit Sie sich diese Vielfalt mit all ihren Facetten in Ihre eigenen vier Wände holen können, gebe ich Ihnen in diesem Buch zahlreiche Rezepte an die Hand: Alles Hauptgerichte, also perfekt für das Mittagessen oder Abendbrot! Alle Rezepte mit Punktangaben!

Und was Sie besonders begeistern wird: alle Rezepte sind optimal auf die Low Carb-Ernährung angepasst und erlauben es somit zu schlemmen und gleichzeitig gesund abzunehmen. So wird es Ihnen auch möglich, Freunde und Familie zu einem fantastischen Essen zu versammeln, welches ganz nebenbei auch noch Wunder für Ihren Körper und Ihre Gesundheit bewirkt.

Zucchini-Lasagne

PUNKTE

7 pro Portion

ZUTATEN

4 Portionen

- 1 Zwiebel
- 1 Knoblauchzehe
- 30 ml Wassser
- 500 g Tatar
- 2 Dosen stückige Tomaten
- 2 EL Tomatenketchup, kalorienreduziert
- 1 EL Tomatenmark
- Pfeffer, Salz, Paprikapulver, Pizzagewürz, Knoblauchpulver
- 4 Zucchini
- 125 g Mozzarellakäse (gerieben), 45% Fett

ZUBEREITUNG

1. Die Zwiebel schälen, halbieren, mit der Knoblauchzehe in den Thermomix geben und für 3 Sekunden auf Stufe 5 zerkleinern. Anschließend mit einem Spatel nach unten schieben.
2. 30 ml Wasser hinzugeben und alles für 2 Minuten /Varoma im Linkslauf auf Stufe 1 garen.
3. Das Tatar zugeben und für 5 Minuten /Varoma im Linkslauf unterrühren.
4. Nun die stückigen Tomaten, das Tomatenmark und den Tomatenketchup in den Thermomix geben und mit den Gewürzen würzen. Kurz mit einem Spatel umrühren und dann für 25 Minuten /Varoma im Linkslauf kochen.
5. Den Ofen auf 200 Grad Celsius vorheizen.
6. Die Zucchini mit einem Hobel in dünne Scheiben schneiden.
7. In einer Auflaufform, beginnend mit der Zucchini, anfangen zu schichten.

8. Zum Schluss den geriebenen Mozzarellakäse über die Lasagne streuen.
9. Nun für 20 Minuten bei Unter-/Oberhitze bei 200 Grad Celsius im Ofen backen.

Zucchini-Spaghetti mit Joghurt-Hühnchen

PUNKTE

9 pro Portion

ZUTATEN

2 Portionen

- 500 g Hähnchenbrustfilet
- 1 Zucchini
- 1 Knoblauchzehe
- 1 Zwiebel
- 20 g Olivenöl
- 2 TL Salz
- 1 1/2 EL Koriander
- 1 1/2 TL Kreuzkümmel
- 2 EL Thai Curry
- 70 g Tomatenmark
- 500 g Naturjoghurt bis 1,8 %

ZUBEREITUNG

1. Die Zwiebel und den Knoblauch schälen, halbieren und im Thermomix für 5 Sekunden auf Stufe 6 zerkleinern.
2. Das Olivenöl hinzugeben und mit Salz, Koriander, Kreuzkümmel und dem Curry im Thermomix für 3 Minuten /Varoma auf Stufe 1 andünsten.
3. Nun das Tomatenmark, den Joghurt und das Hähnchenbrustfilet in den Thermomix geben und alles für 15 Minuten bei 100 Grad Celsius auf Stufe 1 im Linkslauf garen.
4. Unterdessen die Zucchini waschen und danach in schmale Streifen schneiden.
5. Die Zucchini-Spaghetti für 3 Minuten im Salzwasser garen.
6. Abschließend das Hähnchenbrustfilet und die Soße über die gegarten Zucchini-Spaghetti geben.

Puten-Chili

PUNKTE

0 pro Portion

ZUTATEN

4 Portionen

- 400 g Hähnchenbrustfilet, gewürfelt
- 1 Zwiebel
- 2 Knoblauchzehen
- 3 Paprikaschoten, rot
- 1 Chilischote, rot
- 150 g frische Champignons
- 1 Zucchini
- 2 Dosen stückige Tomaten
- 2 Würfel Gemüsebrühe
- Salz
- Pfeffer
- Paprikapulver
- Cayennepfeffer
- 2 TL Currypulver
- etwas Öl

ZUBEREITUNG

1. Die Hähnchenwürfel in etwas Öl in einer Pfanne anbraten und mit etwas Pfeffer, Salz und Currypulver würzen.
2. Die Zwiebel und den Knoblauch schälen, halbieren, in den Thermomix geben und für 3 Sekunden auf Stufe 5 zerkleinern.
3. Etwas Öl hinzufügen und für 3 Minuten /Varoma auf Stufe 3 andünsten.
4. Die Paprikaschoten, die Chilischote und die Zucchini in Stücke schneiden, in den Thermomix geben und auf Stufe 4 für 4 Sekunden zerkleinern.

5. Die Tomaten, die Brühwürfel und die Gewürze hinzugeben. Anschließend die Champignons vierteln und ebenfalls in den Mixtopf geben. Nun alles für 12 Minuten bei 100 Grad Celsius auf Stufe 1 im Linkslauf köcheln lassen.

6. Zum Schluss die Hähnchenwürfel zufügen und für 10 Sekunden auf Stufe 3 im Linkslauf untermischen. Alles mit den Gewürzen abschmecken.

Gefüllte Auberginen

PUNKTE

16 pro Portion

ZUTATEN

2 Portionen

- 2 Auberginen
- 1 Zwiebel
- 1 Knoblauchzehe
- 200 g Rinderhack
- 120 g Frischkäse bis 16% Fett
- 1 Ei
- 1/2 TL Pfeffer
- 1 TL Salz
- 3 EL geriebenen Käse, 30% Fett
- 150 g Wasser
- 20 g Tomatenmark
- 40 g Rotwein, trocken, leicht, 11,5 Vol.-%
- 1/2 Würfel Hühnerbrühe

ZUBEREITUNG

1. Den Backofen auf 200 Grad Celsius vorheizen.
2. Zunächst die Auberginen waschen, den Strunk entfernen und anschließend halbieren. Mit einem Löffel das Fruchtfleisch entfernen, dieses grob zerkleinern und in den Mixtopf geben. Die Auberginenhälften für die spätere Zubereitung bereits in eine Auflaufform geben.
3. Die Zwiebel schälen, halbieren und zu dem Fruchtfleisch in den Mixtopf geben.
4. Anschließend den Knoblauch schälen und ebenfalls in den Thermomix geben. Nun alles für 3 Sekunden auf Stufe 6 zerkleinern.
5. Folgend das Rinderhack, den Frischkäse, das Ei, Pfeffer, Salz und 1 EL geriebenen Käse zugeben. Alles für 2 Minuten vermengen.

6. Mit der fertigen Masse die Auberginenhälften füllen und anschließend den restlichen Käse darauf verteilen.
7. Nun die restlichen Zutaten in den Mixtopf geben und für 2 Minuten bei 100 Grad Celsius auf Stufe 2 kochen.
8. Die Flüssigkeit anschließend über die gefüllten Auberginen geben.
9. Die Auflaufform für 30 Minuten mit Deckel in den Ofen geben und bei 200 Grad Celsius Ober-/Unterhitze backen. Danach den Deckel entfernen und alles für weitere 20 Minuten bei 220 Grad Celsius backen.

Blumenkohl-Hackauflauf

PUNKTE

15 pro Portion

ZUTATEN

4 Portionen

- 1 Blumenkohl
- 1200 g Wasser
- 2 TL Salz
- 1 Knoblauchzehe
- 2 Zwiebeln, halbiert
- 500 g Hackfleisch
- 20 g Öl
- 30 g Tomatenmark
- 350 g passierte Tomaten
- 1 TL italienische Kräuter
- 150 g geriebenen Käse, 30% Fett
- Salz
- Pfeffer
- Paprikapulver

ZUBEREITUNG

1. Das Wasser in den Thermomix einwiegen und etwas Salz hinzugeben.
2. Den Blumenkohl in Röschen geschnitten in den Varoma setzen und für 25 Minuten /Varoma auf Stufe 1 garen.
3. In der Zwischenzeit das Hackfleisch in einer Pfanne anbraten.
4. Nun den Blumenkohl aus dem Thermomix nehmen und für die spätere Zubereitung an die Seite stellen.
5. Die Zwiebeln und den Knoblauch schälen, in den Thermomix geben und für 3 Sekunden auf Stufe 5 zerkleinern. Anschließend alles mit dem Spatel nach unten schieben.

6. Nun das Öl hinzugeben und alles für 3 Minuten bei 120 Grad Celsius auf Stufe 1 andünsten.
7. Das Hackfleisch, das Tomatenmark, die passierten Tomaten und die Kräuter in den Thermomix geben. Mit Salz, Pfeffer und dem Paprikapulver abschmecken. Alles für 5 Minuten im Linkslauf auf Stufe 1 bei 100 Grad Celsius köcheln lassen.
8. Die Röschen in einer Auflaufform verteilen, die Hackfleischsoße darüber verteilen und alles mit dem Käse bestreuen und den Auflauf für 20 Minuten bei 175 Grad Celsius im Backofen überbacken.

Kohlrabi-Lasagne

PUNKTE

20 pro Portion

ZUTATEN

4 Portionen

- 700 g Kohlrabi
- 1 Zwiebel
- 10 g Öl
- 500 g Rinderhackfleisch
- 1 Packung passierte Tomaten
- 100 g Kräuterfrischkäse bis 16% Fett
- Salz
- Pfeffer
- Oregano
- 100 g Crème fraiche
- 150 g geriebenen Käse, 30% Fett

ZUBEREITUNG

1. Den Kohlrabi schälen, in dünne Scheiben schneiden und in einem Topf mit ausreichend Wasser und etwas Salz für circa 10 Minuten kochen. Anschließend im Sieb abgießen.
2. Die Zwiebel schälen, in den Thermomix geben, für 5 Sekunden auf Stufe 5 zerkleinern und anschließend mit einem Spatel nach unten schieben.
3. 10 g Öl hinzufügen und die Zwiebel für 2 Minuten /Varoma auf Stufe 1 andünsten.
4. Das Hackfleisch hinzufügen und für 5 Minuten /Varoma im Linkslauf unterrühren.
5. Nun die passierten Tomaten, Salz, Pfeffer, Oregano und den Kräuterfrischkäse dazugeben und alles für 12 Minuten bei 100 Grad Celsius im Linkslauf auf Stufe 1 köcheln lassen.

6. Etwas Hackfleischsoße in eine Auflaufform geben, dann als zweite Schicht den Kohlrabi schichten und dann abwechselnd weiterschichten und mit einer Schicht aus Hackfleischsoße abschließen.

7. Crème fraiche auf die letzte Schicht verteilen und anschließend den geriebenen Käse darüber verteilen.

8. Den Backofen bei Umluft auf 180 Grad Celsius vorheizen und den Auflauf im vorgeheizten Backofen für 25 Minuten backen.

Geschnetzeltes mit Zuckererbsen

PUNKTE

12 pro Portion

ZUTATEN

2 Portionen

- 300 g Schweinefilet
- 250 g Zuckererbsen
- 500 g Wasser
- 1 TL Gemüsepaste
- 2 EL Olivenöl
- 2 TL Worcestersauce
- Pfeffer
- Salz

Soße

- 40 g Pecannüsse
- 2 EL Sojasauce
- gemahlener Koriander

ZUBEREITUNG

1. Zu Beginn die Nüsse in den Thermomix geben und für 2 Sekunden auf Stufe 5 zerkleinern und anschließend umfüllen.
2. Das Schweinefilet in Streifen schneiden.
3. Öl, Worcestersauce, Salz und Pfeffer in einen Gefrierbeutel geben, das Schweinefilet dazugeben und alles gut vermischen. Anschließend das marinierte Schweinefleisch wieder herausnehmen und auf dem Varoma-Einlegeboden verteilen.
4. Die Zuckererbsen waschen, in Streifen schneiden und mit in den Varoma legen.
5. Wasser und Gemüsepaste in den Thermomix geben.
6. Varoma mit Einlegeboden auf den Thermomix setzen und alles für 25 Minuten /Varoma auf Stufe 1 garen.

7. Fleisch und Zuckererbsen anschließend in eine Schüssel umfüllen und die Garflüssigkeit auffangen.
8. Sojasauce, Nüsse, Koriander und 100 g von der Garflüssigkeit in den Thermomix geben und für 3 Minuten bei 100 Grad Celsius auf Stufe 1 aufkochen.
9. Soße zu dem Geschnetzelten in die Schüssel geben.

Cannelloniauflauf mit Tomatensoße

PUNKTE

12 pro Portion

ZUTATEN

2 Portionen

Cannelloni Füllung

- 150 g Käse, Mozzarella, 20% Fett
- 600 g gemischtes Gemüse (Möhren, Paprika, Zucchini in Scheiben)
- 500 g Wasser
- 150 g Frischkäse, 16% Fett
- 1 TL Salz
- 10 Scheiben Putenbrust

Tomatensoße

- 10 g Olivenöl
- 1 Zwiebel
- 400 g gestückelte Tomaten
- 1 TL Salz
- 1 Prise Pfeffer
- 1 TL Oregano
- 1 TL Thymian

ZUBEREITUNG

1. Zu Beginn den Käse in den Mixtopf geben, für 10 Sekunden auf Stufe 10 zerkleinern und anschließend umfüllen.
2. Das klein geschnittene Gemüse in den Mixtopf geben und für 10 Sekunden auf Stufe 5 zerkleinern.
3. Danach das Gemüse in den Gareinsatz umfüllen, 500 g Wasser in den Mixtopf einwiegen und das Gemüse für 15 Minuten /Varoma auf Stufe 1 garen.

4. Anschließend das Wasser abgießen und das Gemüse in den Mixtopf geben. 150 g Frischkäse und 1 TL Salz zugeben und alles für 12 Sekunden im Linkslauf auf Stufe 2,5 vermengen.

5. Den Backofen auf 200 Grad Celsius Ober- und Unterhitze vorheizen.

6. Die Putenbrustscheiben auf der Arbeitsfläche verteilen, gleichmäßig mit der Gemüsefüllung bestreichen und anschließend jeweils zusammenrollen. Die einzelnen Rollen, mit der Öffnung nach unten, in eine Auflaufform schichten.

7. Den Mixtopf ausspülen, das Olivenöl und die geschälte und halbierte Zwiebel dazugeben. Alles für 7 Sekunden auf Stufe 5 zerkleinern und anschließend für 4 Minuten bei 100 Grad Celsius auf Stufe 1 andünsten.

8. Die gestückelten Tomaten, das Salz und die Kräuter dazugeben und für 5 Minuten bei 100 Grad Celsius auf Stufe 1,5 köcheln lassen.

9. Zum Schluss die Tomatensoße über die Cannelloni geben, den Käse darüberstreuen und den Auflauf für 30 Minuten bei 200 Grad Celsius im Ofen backen.

Weißkohlauflauf

PUNKTE

6 pro Portion

ZUTATEN

4 Portionen

- 500 g Weißkohl
- 50 g Rama Cremefine, 7% Fett
- 50 g Schinkenwürfel, mager
- 50 g Grana Padano, gerieben
- 150 g Rinderhackfleisch
- 50 ml Wasser
- Salz
- Pfeffer
- Knoblauchpulver

ZUBEREITUNG

1. Den Weißkohl zunächst in grobe Stücke schneiden und anschließend in Etappen für 5 Sekunden auf Stufe 5 im Thermomix raspeln.
2. Danach den Weißkohl mit 50 ml Wasser auf Stufe 1 für circa 4 Minuten bei 120 Grad Celsius angaren.
3. In der Zwischenzeit das Hackfleisch in einer Pfanne anbraten.
4. Nun den Weißkohl in eine Auflaufform geben, mit den Gewürzen und den Schickenwürfeln vermischen und den Rama Cremefine darüber gießen.
5. Abschließend das Hackfleisch darüber schichten und den Auflauf mit dem Käse bestreuen.
6. Den Auflauf im vorgeheizten Backofen für etwa 40 Minuten bei 150 Grad Celsius backen.

Karottennudeln mit Bolognese

PUNKTE

23 pro Portion

ZUTATEN

2 Portionen

Soße

- 2 EL Olivenöl
- 30 g Schinkenspeck
- 1 Zwiebel
- 1/2 Chilischote
- 1 Knoblauchzehe
- 400 g gemischtes Hackfleisch
- 1 Bund Suppengrün
- 100 g Gemüsebrühe
- 1 Dosen stückige Tomaten
- 2 Tomaten
- 1 Prise Salz
- 1 Prise Pfeffer
- 2 EL Tomatenmark
- 1/2 Bund Petersilie

Pasta

- 3 Karotten
- 1 EL Olivenöl
- Salz
- Pfeffer

ZUBEREITUNG

1. Die Zwiebel und den Knoblauch schälen, zusammen mit der halben Chilischote in den Thermomix geben und für 3 Sekunden auf Stufe 5 zerkleinern. Anschließend umfüllen.

2. Nun das Suppengrün in den Thermomix geben und für 5 Sekunden auf Stufe 5 zerkleinern und ebenfalls umfüllen.

3. In einer Pfanne die Speckwürfel mit 2 EL Olivenöl leicht anbraten und anschließend die Zwiebel, den Knoblauch und die halbe Chilischote dazugeben. Alles zusammen weiter anbraten bis die Zwiebel glasig wird.

4. Nun das Hackfleisch mit in die Pfanne geben und mit anbraten.

5. Anschließend das gehackte Suppengrün hinzugeben und ebenfalls kurz mit anbraten.

6. Alle Zutaten aus der Pfanne in den Thermomix geben und die Gemüsebrühe, die stückigen Tomaten, die gewürfelten, frischen Tomaten und die Gewürze dazugeben und alles für 60 Minuten bei 100 Grad Celsius auf Stufe 1 im Linkslauf köcheln lassen.

7. Die Karotten waschen, schälen und mithilfe eines Gemüseschälers der Länge nach in dünne Streifen abhobeln.

8. In einer großen Pfanne das Öl erhitzen und die Karottenstreifen für 3 Minuten darin schwänken.

9. Mit Salz und Pfeffer würzen und zusammen mit der Soße und der Petersilie anrichten.

Gefüllte Zucchini

PUNKTE

18 pro Portion

ZUTATEN

2 Portionen

- 2 Zucchini
- 1 Zwiebel
- 250 g Hackfleisch
- 1 Tomate
- 2 Champignons
- 1 Packung Mozzarella, 45% Fett
- Salz
- Pfeffer
- Chilipulver
- Paprikapulver, edelsüß
- 1 Ei
- 8 Blättchen Basilikum
- 1/2 l Wasser
- italienische Kräutermischung

ZUBEREITUNG

1. Die Zucchini der Länge nach halbieren und mit einem Löffel das Fruchtfleisch herauskratzen.
2. Die Zwiebel schälen und im Thermomix für 3 Sekunden auf Stufe 5 zerkleinern.
3. Das Hackfleisch, das Ei, alle Gewürze und die italienische Kräutermischung zugeben und alles für 3 Minuten im Linkslauf auf Stufe 4 vermengen.
4. Nun die halbierten Zucchini gleichmäßig mit der Hackfleischmasse befüllen.
5. Die Tomate, die Champignons und den Mozzarella in Scheiben schneiden und die gefüllten Zucchinihälften damit belegen.

6. Die Zucchinihälften im Varoma und auf dem Zwischenboden verteilen. Den Varoma mit 500 ml Wasser füllen und die Zucchini für 30 Minuten /Varoma garen.
7. Zum Schluss mit dem Basilikum garnieren.

Hackbällchen mit pikanter Tomatensoße

PUNKTE

12 pro Portion

ZUTATEN

2 Portionen

Fleischteig

- 1 Zwiebel, geschält und halbiert
- 1 Knoblauchzehe, geschält
- 1 Ei
- 300 g Hackfleisch
- 50 g körniger Frischkäse, bis 5% Fett
- 1/2 TL Pfeffer
- 1 TL Salz

Tomatensoße

- 1 Zwiebel, geschält und halbiert
- 1 Knoblauchzehe, geschält
- 1 Mandarine, Saft und Schale
- 1 Dose stückige Tomaten
- 50 g Wasser
- 1/4 TL Pfeffer
- 1 TL Salz
- 1 TL italienische Kräuter

ZUBEREITUNG

1. Zunächst den Backofen auf 220 Grad Celsius bei Ober-/Unterhitze vorheizen.
2. Für die Hackbällchen die Zwiebel, den Knoblauch sowie alle Kräuter in den Mixtopf geben und für 3 Sekunden auf Stufe 6 zerkleinern. Mit einem Spatel alles nach unten schieben und nochmals für 2 Sekunden auf Stufe 6 zerkleinern.

3. Die restlichen Zutaten für die Hackbällchen zugeben und für eine Minute auf Stufe 3 verrühren.

4. Aus der fertigen Hackmasse Bällchen formen, diese in eine Auflaufform geben und für 30 Minuten bei 220 Grad Celsius im Backofen braten.

5. Für die Tomatensoße die Zwiebel und den Knoblauch schälen, in den Mixtopf geben und für 2 Sekunden auf Stufe 6 zerkleinern. Mit einem Spatel alles nach unten schieben und nochmals für 2 Sekunden auf Stufe 5 zerkleinern.

6. Die restlichen Zutaten in den Thermomix geben und für 10 Minuten auf Stufe 1 bei 100 Grad Celsius kochen lassen.

7. Nach 30 Minuten die Hackbällchen aus dem Backofen nehmen, die fertige Tomatensoße mit in die Auflaufform geben und alles nochmals für 20 Minuten bei 220 Grad Celsius im Backofen backen.

Schnitzel mit Zucchini-Feta-Haube

PUNKTE

7 pro Portion

ZUTATEN

4 Portionen

- 4 Schweineschnitzel
- 400 g Zucchini
- 1 EL Öl
- 200 g Fetakäse, 25% Fett
- 4 EL Bruscetta-Brotaufstrich Paprika
- 1 EL Kräuter Creme-fraiche
- Salz
- Pfeffer

ZUBEREITUNG

1. Den Backofen auf 180 Grad Celsius Umluft vorheizen.
2. Das Öl in einer Pfanne erhitzen und die Schnitzel darin von beiden Seiten für jeweils 3 Minuten anbraten. Danach mit Salz und Pfeffer würzen.
3. Die Schnitzel nebeneinander in eine ofenfeste Form legen.
4. Die Zucchini waschen, abtrocknen, in grobe Stücke schneiden und danach in den Mixtopf geben. Für 10 Sekunden auf Stufe 5 zerkleinern. Mit einem Spatel alles nach unten schieben.
5. 100g von dem Fetakäse mit in den Mixtopf geben, den Brotaufstrich und die Kräuter Creme-fraiche hinzufügen und alles für 10 Sekunden auf Stufe 5 im Linkslauf durchrühren.
6. Diese Masse mit Salz und Pfeffer abschmecken und anschließend gleichmäßig auf den Schnitzeln verteilen. Danach den restlichen Fetakäse zerbröseln und darüber geben.
7. Nun die Schnitzel im Backofen auf mittlerer Schiene für 30 Sekunden überbacken.

Asiatische Gemüsepfanne mit Putengeschnetzelten

PUNKTE

10 pro Portion

ZUTATEN

3 Portionen

- 500 g Putengeschnetzeltes
- 1 Zwiebel
- 1 rote Paprika
- 3 Karotten
- 3 handvoll TK-Erbsen
- 700 g Blumenkohl
- 1 Dose Kokosmilch, fettreduziert
- Salz
- Pfeffer
- Sojasauce
- Curry
- etwas Öl

ZUBEREITUNG

1. Den Blumenkohl vom Grünzeug befreien und in Röschen teilen, die Paprika vierteln, die Möhren schälen und halbieren.
2. Die Zwiebel schälen, halbieren, für 4 Sekunden auf Stufe 5 im Mixtopf zerkleinern und anschließend umfüllen.
3. Die Blumenkohlröschen in den Thermomix geben, für 7 Sekunden auf Stufe 4,5 zerkleinern und ebenfalls umfüllen.
4. Nun die Paprika und die Möhren in den Thermomix geben und für 4 Sekunden auf Stufe 5 zerkleinern.
5. Etwas Öl in einer Pfanne erhitzen und die Zwiebel kurz anbraten.

6. Anschließen die Paprika, die Möhren und die Erbsen zugeben und alles für 5 Minuten andünsten lassen. Mit Salz, Pfeffer und Curry abschmecken.

7. Den Blumenkohl zufügen und ebenfalls mit andünsten.

8. Zeitgleich eine zweite Pfanne erhitzen und das Fleisch anbraten. Das Fleisch zuvor mit 2 EL Öl, 1 EL Sojasauce, Curry, Salz und Pfeffer marinieren.

9. Wenn das Gemüse gar ist, mit der Kokosmilch ablöschen und die Soße kurz aufkochen lassen.

10. Zum Schluss das Fleisch unterheben und abschließend alles nochmals mit Salz, Pfeffer, Curry und Sojasauce abschmecken.

Gemüsecurry mit Putenwürfel und Shirataki

PUNKTE

10 pro Portion

ZUTATEN

4 Portionen

- 30 g Öl
- 1 rote Chilischote, entkernt und halbiert
- 1 Knoblauchzehe, geschält
- 1 Porreestangen, in Ringen
- 250 g Kürbis, gewürfelt
- 250 g Kohlrabi, in Scheiben geschnitten
- 400 g Kokosmilch, fettreduziert
- 150 g Wasser
- 500 g Putenschnitzel, gewürfelt
- 1 TL grüne Currypaste
- 1 1/2 TL Salz
- 1/4 TL Pfeffer
- 400 g Shirataki, in Reisform

ZUBEREITUNG

1. Den Knoblauch schälen und zusammen mit der Chilischote in den Thermomix geben. Für 3 Sekunden auf Stufe 8 zerkleinern und anschließend mit einem Spatel alles nach unten schieben.
2. Nun das Öl hinzugeben und alles für 2 Minuten/Varoma im Linkslauf auf Stufe 1 andünsten.
3. Porree, Kohlrabi, Kokosmilch, Kürbis, Wasser und die Currypaste zugeben und für 16 Minuten bei 100 Grad Celsius im Linkslauf auf Stufe 1 garen.
4. Zwischendurch schon einmal die Shirataki in ein Sieb füllen und gründlich waschen.

5. Nun alle restlichen Zutaten mit in den Thermomix geben und für 10 Minuten auf Stufe 1 bei 90 Grad Celsius im Linkslauf mitgaren.

Chicken Tikka Masala mit Quinoa

PUNKTE

6 pro Portion

ZUTATEN

4 Portionen

- 150 g Quinoakörner
- 350 g Wasser
- 1 Zwiebel
- 3 Knoblauchzehen
- 2 spanische Knoblauchzehen
- 1 Stück Ingwer
- 1 Chilischote
- 2 EL Rapsöl
- 3 Romatomaten
- 500 g Hähnchenbrustfilet
- 50 g Tomatenmark
- 250 g Naturjoghurt, 0,1% Fett
- 1 EL Currypulver
- Salz
- Pfeffer

ZUBEREITUNG

1. Zunächst das Quinoa abwiegen und danach gründlich waschen. Mit 350 g Wasser für 5 Minuten bei 100 Grad Celsius auf Stufe 1 im Thermomix garen.
2. Danach für 8 Minuten bei 90 Grad Celsius auf Stufe 1 quellen lassen.
3. Das Quinoa in einen Topf umfüllen und warm halten.
4. Den Mixtopf reinigen.
5. Die Zwiebel und den Knoblauch schälen, teilen und zusammen mit dem Ingwer und dem Chili für 10 Sekunden auf Stufe 8 zerkleinern. Alles mit einem Spatel nach unten schieben und mit dem Öl und dem Currypulver für 5 Minuten/Varoma auf Stufe 1 dünsten.

6. Die Tomaten waschen, trocknen und grob würfeln.

7. Die Hühnerbrust in 2 x 2 cm große Würfel schneiden.

8. Tomatenmark, Tomatenwürfel, Hühnerbrust und den Joghurt in den Mixtopf geben und alles kräftig salzen und pfeffern. Für 35 Minuten bei 100 Grad Celsius auf Stufe 1 im Linkslauf garen.

9. Zum Schluss mit Salz, Pfeffer und Curry abschmecken und zusammen mit dem Quinoa servieren.

Hähnchenfilet mit Paprikagemüse

PUNKTE

9 pro Portion

ZUTATEN

2 Portionen

- 2 Hähnchenbrustfilets
- 4 Paprika
- 1 EL Olivenöl
- 1 EL Sojasoße
- 500 g Wasser
- 1 EL Gemüsepaste
- Salz
- Pfeffer
- Paprikapulver

  Soße
- 2 EL Olivenöl
- 1 Zwiebel
- 1 Knoblauchzehe
- 1 EL Creme fraiche
- 2 EL Sojasauce
- Salz
- Pfeffer
- Majoran
- 1 TL Mehl

ZUBEREITUNG

1. Die Paprika waschen, entkernen, in Streifen schneiden und in den Varoma legen.
2. Die Hähnchenbrustfilets in Streifen schneiden.

3. In einen Gefrierbeutel das Öl, die Sojasoße und die Gewürze geben und danach die Hähnchenbruststreifen dazugeben. Alles gut miteinander vermischen.

4. Die Hähnchenbruststreifen anschließend in dem Varoma-Einlegeboden verteilen.

5. In den Thermomix kochendes Wasser geben und die Gemüsepaste zugeben. Den Varoma aufsetzen und alles für 22 Minuten /Varoma auf Stufe 1 garen.

6. Nach Ablauf der Zeit den Varoma zur Seite stellen.

7. 100 ml von der Garflüssigkeit auffangen und für die spätere Verwendung an die Seite stellen.

8. Den Knoblauch und die Zwiebel schälen, in den Thermomix geben und für 5 Sekunden auf Stufe 5 zerkleinern.

9. 2 EL Öl hinzufügen und für 3 Minuten /Varoma auf Stufe 2 andünsten.

10. Danach die restlichen Zutaten für die Soße und die aufgefangene Garflüssigkeit zugeben und für 4 Minuten bei 100 Grad Celsius auf Stufe 3 aufkochen lassen.

11. Abschließend die fertigen Hähnchenbruststreifen zusammen mit der Soße servieren.

Kraut-Hackfleischkuchen

PUNKTE

12 pro Portion

ZUTATEN

8 Portionen

- 800 g Weißkraut, in Würfel
- 150 g Zwiebeln, vierteln
- 2 Knoblauchzehen
- 2 Scheiben Ingwer
- 1 rote Paprika, geviertelt
- 1000 g Hackfleisch
- 2 Eier
- 2 TL Kreuzkümmel
- 1 TL Paprikapulver
- 1 TL Chili, 2 TL Salz
- 50 g Rosmarin
- 100 g Parmesan

ZUBEREITUNG

1. Den Parmesan in grobe Stücke schneiden, in den Thermomix geben und für 10 Sekunden auf Stufe 8 zerkleinern. Anschließend in eine Schüssel umfüllen.
2. Die Hälfte vom Weißkraut, 50 g Zwiebeln, 1 geschälte Knoblauchzehe, 1 Scheibe Ingwer und 1/2 Paprika in den Thermomix geben. Für 5 Sekunden auf Stufe 5 zerkleinern und auf einem Backblech verteilen.
3. 100 g Zwiebeln, 1/2 Paprika, 1 Knoblauchzehe und eine Scheibe Ingwer in den Thermomix geben. Auf Stufe 5 für 4 Sekunden zerkleinern.
4. Das Hackfleisch, 2 Eier und die Gewürze dazugeben und alles für 1 Minute im Linkslauf auf Stufe 4 vermischen.

5. Hackfleisch mit den Händen auf dem Kraut auf dem Backblech verteilen.
6. Nun die andere Hälfte des Krautes 5 Sekunden auf Stufe 5 in den Thermomix geben und abschließend auf der Hackfleischmasse verteilen.
7. Das Backblech 30 Minuten bei 200 Grad Celsius Umluft in den Backofen geben.
8. Nach 30 Minuten den geriebenen Parmesan über dem Kraut verteilen und das Backblech für weitere 5 Minuten bei 200 Grad Celsius im Grill in den Ofen geben.

Brokkoli-Hackfleisch-Pfanne

PUNKTE

11 pro Portion

ZUTATEN

4 Portionen

- 500 g Brokkoli, in Röschen geteilt
- 200 g Möhren, in Scheiben geschnitten
- 500 g Rinderhackfleisch
- 1 Zwiebel
- 4 Tomaten, grob gewürfelt
- 2 EL Tomatenmark
- 1 EL Öl
- Petersilie, frisch
- Salz, Pfeffer
- Chili
- 500 g Wasser

ZUBEREITUNG

1. 500 g Wasser in den Mixtopf geben und den Varomabehälter auf den Mixtopf stellen. Die Brokkoliröschen und die Möhren in dem Varomabehälter verteilen und anschließend verschließen.
2. Nun alles für 25 Minuten /Varoma im Linkslauf garen.
3. Den Varoma zur Seite stellen und den Mixtopf leeren.
4. Die Zwiebel schälen, in den Thermomix geben und für 3 Sekunden auf Stufe 5 zerkleinern. Alles mit einem Spatel nach unten schieben.
5. Das Öl hinzugeben und die Zwiebel 2 Minuten lang bei 120 Grad Celsius auf Stufe 2 andünsten.
6. Nun das Hackfleisch zugeben und alles 6 Minuten lang bei 120 Grad Celsius im Linkslauf andünsten.
7. Tomaten, Tomatenmark und die Gewürze zugeben und für 14 Minuten bei 100 Grad Celsius im Linkslauf garen.
8. Die Möhren und Brokkoliröschen nach Ablauf der Zeit unterheben.

9. Die Brokkoli-Hackfleisch Pfanne mit Petersilie bestreut servieren.

Hähnchenmuffins mit Blumenkohl

PUNKTE

3 pro Portion

ZUTATEN

4 Portionen

- 600 g Hähnchenbrust, in Stücken
- 1 Blumenkohl, in Röschen geteilt
- 3 Eier, getrennt
- 100 g geriebenen Käse, 30% Fett
- 3 EL Haferkleie
- 3 EL saure Sahne, 10% Fett
- 500 ml Wasser
- 1 TL Salz
- 1/2 TL Pfeffer
- 1/2 TL Currypulver
- 1/2 TL Kurkuma

ZUBEREITUNG

1. Den Ofen auf 180 Grad Celsius vorheizen.
2. Den Rühraufsatz in den Thermomix einsetzen, Eiweiß hinzugeben und für 2 Minuten auf Stufe 4 zu Eischnee schlagen. Anschließend umfüllen.
3. Den Rühraufsatz entfernen und den Thermomix reinigen und trocknen.
4. Die restlichen Zutaten, außer den Blumenkohl und den Eischnee, in den Thermomix geben und alles für 15 Sekunden auf Stufe 6 zerkleinern.
5. Den Eischnee zugeben und mithilfe des Spatels für 10 Sekunden auf Stufe 3 unterheben.
6. Nun die Masse in 12 Silikonmuffinförmchen verteilen und für 35 Minuten bei 180 Grad Umluft backen.

7. In der Zwischenzeit den Thermomix reinigen und 500 ml Wasser einfüllen.
8. Salz hinzugeben und die geputzten Blumenkohlröschen in den Varoma legen.
9. Alles verschließen und für 25 Minuten /Varoma auf Stufe 1 bei 100 Grad Celsius garen. Die Muffins zusammen mit dem Blumenkohl servieren.

Maultaschen-Küchla

PUNKTE

20 pro Portion

ZUTATEN

4 Portionen

- 1 Zwiebel
- 3 EL Petersilie
- 400 g tiefgekühlter Blattspinat
- 1000 g Hackfleisch
- 20 g Salz
- 2 g Pfeffer
- 0,5 g Muskat
- 1 TL Olivenöl

ZUBEREITUNG

1. Den gefrorenen Spinat in den Mixtopf geben, 4 Sekunden auf Stufe 6 zerkleinern und anschließend umfüllen.
2. Die Zwiebel schälen, vierteln und im Thermomix für 4 Sekunden auf Stufe 5 zerkleinern.
3. Die Petersilie und das Olivenöl hinzugeben und alles für 4 Minuten/Varoma auf Stufe 1 andünsten.
4. Hackfleisch, Spinat und die Gewürze zugeben und für 6 Minuten/Teigknetstufe vermischen.
5. Zum Schluss die Masse wie Fleischküchle formen und in einer Pfanne anbraten.

Wirsingroulade mit Hähnchenkern

PUNKTE

7 pro Portion

ZUTATEN

4 Portionen

- 800 g Hähnchenbrustfilets
- 1 Wirsingkohl
- 250 g braune Champignons
- 1 Karotte
- 1 Stück Petersilienwurzel
- 1 Zwiebel
- 50 g Butter
- 50 g saure Sahne, 10% Fett
- 1 Eigelb
- 30 g Dinkelmehl
- 1000 g Wasser
- 1/2 Bund Petersilie
- 2 TL Gemüsebrühe
- 3 El Teriyaki-Soße
- 3 EL Sojasoße
- 1 TL Ingwerpulver
- 1/2 TL Kurkuma
- 1/2 TL Salz
- 1/4 TL Pfeffer
- Salz und Pfeffer zum Abschmecken

ZUBEREITUNG

1. Die Teriyaki-Soße zusammen mit der Sojasoße und den Gewürzen in eine Schale geben und umrühren. Die Hähnchenbrustfilets dazugeben, mit der Soße vermengen und für eine Stunde im Kühlschrank ziehen lassen.

2. Die Petersilie ohne Stiele in den Thermomix geben und für 4 Sekunden auf Stufe 8 zerkleinern und umfüllen.

3. Die Champignons, die Karotte und die Petersilienwurzel in Stücken, die Zwiebel geschält und halbiert und die Butter in den Thermomix geben und alles für 4 Sekunden auf Stufe 5 zerkleinern. Mit einem Spatel alles nach unten schieben und für 3,5 Minuten bei 120 Grad Celsius auf Stufe 1 andünsten.

4. Die Petersilie, saure Sahne, Eigelb, Salz, Pfeffer und Mehl dazugeben und für 15 Sekunden auf Stufe 4 verrühren. Anschließend in eine Schüssel umfüllen.

5. Wasser und Brühe in den Thermomix geben und die Varomaschale auflegen.

6. Die Wirsingblätter in der Varomaschale und im Einlegeboden verteilen und für 15 Minuten /Varoma auf Stufe 1 blanchieren.

7. Nach Ablauf der Zeit die Wirsingblätter abbrausen.

8. Je 1 EL aus der Schüssel auf einem Wirsingblatt verteilen, 2 Hähnenbrustfilets auflegen und alles aufwickeln.

9. Mit der Nahtstelle nach unten in den Einlegeboden und in der Varomaschale verteilen und für 35 Minuten /Varoma auf Stufe 1 garen.

Saté Spießchen mit Erdnuss-Joghurt-Soße

PUNKTE

8 pro Portion

ZUTATEN

4 Portionen

Fleischspieße

- 600 g Schweinerücken
- 80 g Ketjab Manis
- 4 cm Ingwer, geschält
- 2 geschälte Knoblauchzehen
- 1/2 TL Pfeffer
- 12 lange Holzspieße

Erdnuss-Joghurt-Soße

- 2 Schalotten, geschält, halbiert
- 10 g Erdnussöl
- 250 g warmes Wasser
- 1/2 TL Gewürzpaste
- 50 g Erdnusscreme mit Stückchen
- 1 TL Sambal Olek
- 20 g Ketjab Manis
- 2 EL Zitronensaft
- 100 g Magermilchjoghurt, 0,1% Fett
- 1/2 TL Salz
- etwas Sesamöl zum Anbraten

ZUBEREITUNG

1. Zunächst das Fleisch in feine Streifen schneiden und wellenförmig auf einen Holzspieß aufspießen.

2. Den Thermomix auf 15 Sekunden auf Stufe 7 stellen und im laufenden Betrieb den vorher in Stücken geschnittenen Ingwer und den geschälten Knoblauch auf das laufende Messer fallen lassen. Mit einem Spatel alles nach unten schieben.

3. 80 g Ketjab Manis und 1/2 TL Pfeffer zufügen und für 15 Sekunden auf Stufe 6 vermischen.

4. Die Marinade über die Holzspieße geben und für circa 2 Stunden marinieren.

5. Für die Erdnuss-Joghurt-Soße die geschälten Schalotten für 6 Sekunden auf Stufe 5 in den Thermomix geben.

6. Das Erdnussöl dazugeben und für 2 Minuten / Varoma auf Stufe 1,5 andünsten.

7. 250 g lauwarmes Wasser, 1/2 TL Gewürzpaste, 20 g Ketjab Manis, Zitronensaft, Erdnusscreme und Sambal Olek zufügen. Für 15 Minuten bei 98 Grad Celsius auf Stufe 2 köcheln lassen.

8. Zum Schluss das Salz und den Joghurt zufügen und für 15 Sekunden auf Stufe 8 vermischen. Anschließend kalt stellen.

9. Eine Grillpfanne trocken erhitzen, leicht mit Öl einpinseln und die Spieße pro Seite für circa 3 Minuten anbraten und zusammen mit der Erdnuss-Joghurt-Soße servieren.

Stroganoff

PUNKTE

11 pro Portion

ZUTATEN

4 Portionen

- 650 g Rinderfilet, in dünnen Streifen
- 2 EL Mehl
- 2 EL Olivenöl
- 2 EL Butter
- 360 g Rinderbrühe
- 40 g Sour Creme
- 2 EL Tomatenpaste
- 1/2 TL Paprikapulver
- Prise Salz

ZUBEREITUNG

1. Zunächst das Rindfleisch im Mehl wenden.
2. Butter und Öl in einer Pfanne erhitzen und das Rindfleisch für 5 Minuten anbraten.
3. Anschließend das Fleisch in den Thermomix umfüllen, die Brühe hinzufügen und für 3 Minuten bei 100 Grad Celsius im Linkslauf kochen.
4. Die restlichen Zutaten werden zunächst in einer Schüssel angerührt und anschließend mit in den Mixtopf gegeben. Das Stroganoff 20 Minuten bei 100 Grad Celsius im Linkslauf kochen gelassen.

Mariniertes Rindfleischstreifen

PUNKTE

12pro Portion

ZUTATEN

4 Portionen

- 400 g Rinderhüftsteaks, in feinen Streifen
- 1 TL Speisestärke
- 1 TL Sesamöl
- 1 TL Sojasoße
- Prise Backpulver
- 3 Karotten
- 3 Knoblauchzehen
- 1 EL Ingwerstreifen
- 3 Stängel Staudensellerie
- 1 grüne Paprika
- 1 Zwiebel
- 1 EL Sonnenblumenöl
- 1 EL Sojasoße
- 1 EL Apfelessig
- 2 EL Cherry
- 1 EL Honig
- 280 g Reis

ZUBEREITUNG

1. Das Fett von den Rinderhüftsteaks entfernen und die Steaks in Streifen schneiden. Anschließend mit einer Prise Backpulver und je 1 TL Speisestärke, Sojasoße und Sesamöl für 10 Minuten marinieren.
2. Den Reis nach Packungsanweisung kochen lassen, währenddessen das Fleisch und die Soße weiter zubereitet werden.
3. Nun das Gemüse grob geschnitten in den Thermomix geben und für 3 Sekunden auf Stufe 5 zerkleinern. Mit einem Spatel nach unten

schieben und mit 1 EL Sonnenblumenöl für 3 Minuten/Varoma auf Stufe 1 garen.

4. Das marinierte Fleisch dazugeben und nochmals für 5 Minuten/Varoma garen.

5. Mit den restlichen Zutaten abschmecken, anschließend alles nochmals für 10 Minuten/Varoma garen und mit dem fertigen Reis servieren.

Mamas Allerlei

PUNKTE

2 pro Portion

ZUTATEN

4 Portionen

- 500 g Putengeschnetzeltes
- 1 Brokkoli, in Röschen
- 400 g Möhren, in Scheiben
- 600 g Kartoffeln, in Scheiben
- 2 Zwiebeln
- 1 Knoblauchzehe
- 20 g Öl
- 500 g passierte Tomaten
- 200 g warmes Wasser
- 1 Würfel Fleischbrühe
- 1/2 TL Majoran
- 1/2 TL Thymian
- 1/2 TL Curry
- 1 TL Salz
- 3 Hübe Pfeffer
- 2 TL Zucker

ZUBEREITUNG

1. Den Brokkoli und die Möhren in den Varoma geben und etwas salzen.
2. Die Kartoffeln im Garkörbchen verteilen.
3. Das Fleisch auf dem Einlegeboden verteilen und mit Salz und Pfeffer würzen.
4. Die Zwiebeln schälen, halbieren und zusammen mit dem geschälten Knoblauch 4 Sekunden auf Stufe 5 in den Thermomix geben.
5. Öl dazugeben und für 3 Minuten/Varoma auf Stufe 1 andünsten.
6. Alle restlichen Zutaten dazugeben und kurz auf Stufe 3 verrühren.

7. Den Gareinsatz einhängen, Varoma mit Einlegeboden aufsetzen und alles für 25 Minuten/Varoma Stufe 1 garen.
8. Die Kartoffeln und das Fleisch in eine Schüssel füllen, mit Soße übergießen, vermengen und zusammen mit dem Gemüse servieren.

Kürbis-Lasagne

PUNKTE

20 pro Portion

ZUTATEN

3 Portionen

- 200 g Käse, 30% Fett
- 100 g Zwiebeln
- 1 Möhre
- 2 Knoblauchzehen
- 100 g Sellerie
- 1 EL italienische Kräuter
- 15 g Olivenöl
- 400 g Rinderhack
- 2 Dosen gestückelte Tomaten
- 1 EL Gemüsebrühpaste
- 30 g Tomatenmark
- 1 Kugel Mozzarella, 20% Fett
- 1000 g Kürbis
- Salz und Pfeffer zum Abschmecken

ZUBEREITUNG

1. Den Käse in den Thermomix geben, 10 Sekunden auf Stufe 5 zerkleinern und anschließend umfüllen.
2. Die Zwiebel, die Möhre, den Knoblauch und den Sellerie schälen und in grobe Stücke schneiden. Zusammen mit dem Olivenöl und den italienischen Kräutern in den Mixtopf geben.
3. 5 Sekunden auf Stufe 7 zerkleinern und anschließend für 5 Minuten bei 120 Grad Celsius auf Stufe 2 anbraten.
4. Die gestückelten Tomaten, die Gemüsebrühpaste und das Tomatenmark hinzugeben.
5. Nun den Thermomix auf 8 Minuten/120 Grad Celsius/Linkslauf/Stufe 1 stellen, das Hack nach und nach in das laufende Messer geben und

die Hackfleichsoße leicht köcheln lassen und anschließend mit Salz und Pfeffer abschmecken.

6. Den Ofen nun bereits auf 200 Grad Celsius vorheizen.

7. Den Kürbis waschen, entkernen und mit einem Sparschäler in dünne Scheiben schneiden.

8. Die Auflaufform einfetten und abwechselnd mit einer Tomaten-Hackschicht, dem Kürbis und dem Käse in die Form schichten.

9. Die oberste Schicht bildet dabei der Mozzarella, welcher zuvor in Scheiben geschnitten wird.

10. Die Lasagne 60 Minuten im Ofen bei 200 Grad Celsius Ober- und Unterhitze backen.

Gulaschsuppe

PUNKTE

8 pro Portion

ZUTATEN

4 Portionen

- 350 g Zwiebeln
- 20 g Öl
- 400 g Rindergulasch, in mundgerechte Stücken
- 250 g Tomaten, geviertelt
- 450 g Wasser
- 1 1/2 EL Paprika, edelsüß
- 1 TL Salz
- 1/2 TL Pfeffer
- 100 g rote Paprika, in Stücken
- 400 g Süßkartoffeln, in Stücken
- 2 Würfel Rinderbrühe

ZUBEREITUNG

1. Die Zwiebeln schälen, halbieren und in den Mixtopf geben. 5 Sekunden auf Stufe 5 zerkleinern und anschließend umfüllen.
2. Das Öl in den Mixtopf geben und für 1 Minuten /Varoma auf Stufe 1 erhitzen.
3. Die Hälfte vom Fleisch zugeben und für 3 Minuten/Varoma im Linkslauf auf Stufe 1 anbraten.
4. Das übrige Fleisch dazugeben und für 3 Minuten/Varoma im Linkslauf auf Stufe 1 anbraten.
5. Anschließend die Zwiebel zugeben und für 2 Minuten/Varoma im Linkslauf auf Stufe 1 mitdünsten.
6. Nun die Tomaten, 150 g Wasser und die Gewürze zugeben und mit dem Messbecher für 40 Minuten bei 100 Grad Celsius im Linkslauf auf Stufe 1 garen.

7. Danach die restlichen Zutaten zufügen und alles zusammen für weitere 15 Minuten bei 100 Grad Celsius auf Stufe 1 im Linkslauf garen.

Kohlrabi-Hack-Auflauf

PUNKTE

25 pro Portion

ZUTATEN

4 Portionen

- 500 g Hackfleisch
- 2 Kohlrabi
- 500 ml Wasser
- 200 g Crème fraiche
- 250 g Cremefine, 7% Fett
- 200 g Käse, gerieben, 30% Fett
- Salz
- Pfeffer
- 1 EL Öl

ZUBEREITUNG

1. Zunächst die Kohlrabi schälen und in Würfel schneiden. Danach im Varoma verteilen, 500 ml Wasser in den Thermomix geben und alles circa 15 Minuten kochen. Anschließend den Kohlrabi umfüllen.
2. Das Öl in einer Pfanne erhitzen und das Hackfleisch, gewürzt mit Salz und Pfeffer, darin braten.
3. Creme fraiche und Cremefine in den Thermomix geben, für 5 Sekunden auf Stufe 6 vermengen und mit Salz und Pfeffer würzen.
4. Nun das Hackfleisch und den Kohlrabi in eine Auflaufform geben, miteinander vermengen und die Soße darüber gießen. Zum Schluss den Käse darüber streuen.
5. Alles bei 200 Grad Celsius Ober-/Unterhitze für circa 30 Minuten im Backofen backen.

Variation vom Indischen Putencurry

PUNKTE

11 pro Portion

ZUTATEN

2 Portionen

- 1 Zwiebel
- 5 g Ingwer
- 1 Knoblauchzehe
- 15 g Rapsöl
- 90 g Tomatenmark
- 200 g Kokosmilch, fettreduziert
- 80 g Naturjoghurt, 0,1% Fett
- 200 g Milch, 1,5% Fet
- 450 g Paprika
- 200 g Karotten
- 200 g Zucchini
- 400 g Putenbrustfilet
- 1 TL Currypulver
- 1 TL Kukurma
- 1 EL Balsamico bianco
- 1 TL Salz
- etwas Sambal Olek

ZUBEREITUNG

1. Zwiebel, Ingwer und die Knoblauchzehe schälen, in groben Stücken in den Thermomix geben und 5 Sekunden auf Stufe 6 zerkleinern. Mit einem Spatel alles nach unten schieben.
2. Rapsöl dazugeben und die zerkleinerten Zutaten 3 Minuten/Varoma auf Stufe 1 andünsten.

3. Das Tomatenmark, den Joghurt und die Kokosmilch zufügen und die Flüssigkeit 15 Minuten lang bei 100 Grad Celsius auf Stufe 2 reduzieren lassen.
4. In der Zwischenzeit das Gemüse in Streifen schneiden und in den Varoma legen.
5. Die Putenbrust in Würfel schneiden und in das Garkörbchen legen.
6. Die Gewürze mit in den Thermomix geben und die Soße 3 Minuten/Varoma auf Stufe 1 erhitzen.
7. Das Garkörbchen einsetzen. Varoma mit dem Gemüse einsetzen und alles für 30 Minuten /Varoma auf Stufe 1 garen.

Garnelen mit Gemüse

PUNKTE

9 pro Portion

ZUTATEN

1 Portion

- 1 Zwiebel
- 1 EL Öl
- 12 Garnelen, aufgetaut
- 2 Tomaten, gewürfelt
- 1 Zucchini, gewürfelt
- Salz, Pfeffer und Curry zum Abschmecken
- 2 EL Frischkäse, 28% Fett
- 1 EL Mondamin Soßenbinder, hell
- 1 EL italienische Kräuter

ZUBEREITUNG

1. Die Zwiebel schälen, halbieren und in den Thermomix geben. 4 Sekunden auf Stufe 5 zerkleinern und mit einem Spatel nach unten schieben.
2. Das Öl hinzugeben und die Zwiebel 3 Minuten lang bei 100 Grad Celsius auf Stufe 4 andünsten.
3. Die Garnelen und das Gemüse dazugeben, mit Salz, Pfeffer und Curry abschmecken und für 10 Minuten bei 98 Grad Celsius im Linkslauf garen.
4. Zum Schluss die restlichen Zutaten zugeben und alles für weitere 5 Minuten bei 98 Grad Celsius im Linkslauf garen.

Blumenkohlsuppe mit Krabben

PUNKTE

5 pro Portion

ZUTATEN

4 Portionen

- 1 Zwiebel
- 1 Knoblauchzehe
- 6 TL Olivenöl
- 1 Blumenkohl
- 1 l Brühe
- 3 Möhren
- 45 g Schmelzkäse, 20% Fett
- 40 g Sahne, 30% Fett
- 100 g Krabben
- 1 EL Olivenöl

ZUBEREITUNG

1. Die Zwiebel und den Knoblauch schälen und in groben Stücken in den Thermomix geben. 5 Sekunden lang auf Stufe 5 zerkleinern und mit einem Spatel nach unten schieben.
2. 6 EL Öl hinzufügen und die Zwiebel und den Knoblauch 3 Minuten bei 100 Grad Celsius andünsten lassen.
3. In der Zwischenzeit den Blumenkohl klein schneiden und die Möhren schälen sowie halbieren.
4. Den Blumenkohl, die Möhren und die Brühe im Thermomix bei 100 Grad Celsius auf Stufe 2 für 15 Minuten kochen lassen.
5. Währenddessen die Krabben mit dem Olivenöl in einer Pfanne anbraten.
6. Zum Schluss den Schmelzkäse und die Sahne hinzufügen. Die Suppe eine Minute lang stufenweise von Stufe 4 auf Stufe 8 pürieren und zusammen mit den Krabben servieren.

Thunfisch Wrap

PUNKTE

11 pro Portion

ZUTATEN

4 Portionen

Wrapteig

- 110 g Emmentaler
- 230 g Magerquark, 20% Fett
- 3 Eier
- 1/2 TL Salz
- 1/4 TL Pfeffer

Füllung

- 1/2 Packung Schmelzkäse Cheddar
- 4 Eier, gekocht
- 2 Dosen Thunfisch, im eigenen Saft
- 1 Zwiebel
- 2 Tomaten
- 1 Portion Ruccola
- 1 Salatgurke
- 100 g Hamburgersauce

ZUBEREITUNG

1. Den Ofen auf 180 Grad Celsius vorheizen.
2. Den Emmentaler in den Thermomix geben und für 7 Sekunden auf Stufe 5 fein reiben.
3. Die restlichen Zutaten für den Teig dazugeben und 10 Sekunden lang auf Stufe 5 verrühren.
4. Backblech mit Backpapier auslegen. Den Wrapteig darauf ausrollen und 25 Minuten im vorgeheizten Ofen backen.
5. In der Zwischenzeit die Füllung vorbereiten.

6. Die gekochten Eier und die Tomaten in Würfel schneiden. Die Zwiebel schälen und zusammen mit der Gurke in Scheiben schneiden. Den Thunfisch abtropfen lassen und den Ruccola waschen und trocken schleudern.
7. Den fertigen Wrapteig aus dem Ofen holen.
8. Auf dem warmen Teig zunächst die Schmelzkäsescheiben verteilen und danach die restlichen Zutaten. Zum Schluss die Hamburgersauce darübergeben.
9. Nun alles gut einwickeln und in beliebige Portionen schneiden.

Lachs mit Brokkolisoße

PUNKTE

4 pro Portion

ZUTATEN

2 Portionen

- 1 Brokkoli, in Röschen
- 2 Lachsfilets
- 50 g Schmand, 24% Prozent
- 1 TL Gemüsepaste
- 1 l Wasser
- Salz
- Pfeffer
- Muskat

ZUBEREITUNG

1. Das Wasser zusammen mit der Gemüsepaste in den Thermomix geben.
2. Die Brokkoliröschen im Gareinsatz verteilen und diesen einhängen.
3. Backpapier in den Varomabehälter legen, die Lachsfilets darauf verteilen und mit Salz und Pfeffer würzen.
4. Alles für 25 Minuten/Varoma auf Stufe 1 garen.
5. Danach den Varomabehälter abnehmen, das Sieb herausnehmen und das Wasser wegschütten.
6. Den Brokkoli mit dem Schmand und den Gewürzen im Thermomix für 10 Sekunden auf Stufe 8 pürieren.
7. Die Soße mit dem Lachs servieren.

Fischklöße

PUNKTE

2 pro Portion

ZUTATEN

2 Portionen

- 1 Zwiebel
- 300 g Fischfilet, in handteller große Stücke
- 30 g Frischkäse, 28% Fett
- 2 TL Dill
- 2 TL Schnittlauch
- 1 Ei
- 1 Spritzer Zitronensaft
- 1 Prise Pfeffer
- 1/2 TL Salz

ZUBEREITUNG

1. Die Zwiebel schälen, halbieren und in den Thermomix geben. 5 Sekunden auf Stufe 5 zerkleinern.
2. Das Fischfilet zufügen und für 10 Sekunden auf Stufe 5 zerkleinern. Mit einem Spatel alles nach unten schieben.
3. Die restlichen Zutaten zufügen und für 30 Sekunden auf Stufe 2 zerkleinern.
4. Daraus zwei große Klöße formen und diese in einer Pfanne mit heißem Öl von beiden Seiten gold-braun anbraten.

Gratinierter Lachs mit Garnelen auf Mangold

PUNKTE

3 pro Portion

ZUTATEN

2 Portionen

- 500 g Mangold
- 1 Zwiebel
- 1 Knoblauchzehe
- 1 EL Olivenöl
- 2 Lachsteaks (je 125g)
- 200 g Garnelen
- 1 Kugel Mozzarella, in Scheiben, 20% Fett
- 250 g Cherry-Rispen-Tomaten
- 1/2 Bio Zitrone (Saft und Schale)
- Salz und Pfeffer zum Würzen

ZUBEREITUNG

1. Den Mangold waschen und die Blätter von den Stielen befreien.
2. Die Stiele in den Thermomix geben und für 7 Sekunden auf Stufe 5 zerkleinern. Anschließend umfüllen.
3. Die Blätter in den Thermomix geben und für 5 Sekunden auf Stufe 4 zerkleinern und umfüllen.
4. Die Zwiebel und den Knoblauch schälen, halbieren und in den Thermomix geben. Beides für 5 Sekunden auf Stufe 5 zerkleinern und mit einem Spatel nach unten schieben.
5. Dann das Olivenöl hinzugeben und für 5 Minuten bei 120 Grad Celsius auf Stufe 2 andünsten.
6. Die Mangoldstiele- und blätter hinzugeben und mit Salz, Pfeffer und Muskat würzen.

7. Alles zusammen für weitere 5 Minuten bei 100 Grad Celsius auf Stufe 2 andünsten.
8. In der Zwischenzeit den Lachs in Stücke schneiden, mit Zitronensaft beträufeln und mit Salz und Pfeffer würzen.
9. Die Garnelen abwaschen, die Tomaten waschen und vierteln.
10. Die Mangold-Mischung in eine eingefettete Auflaufform geben.
11. Den Lachs und die Garnelen darauf verteilen und die geriebene Zitronenschale darüber verteilen.
12. Die Tomaten darauf geben und die Käsescheiben darüber verteilen.
13. Bei 225 Grad Celsius für 20 Minuten im Backofen backen.

Saftige Thunfisch-Gemüse Muffins

PUNKTE

3 pro Portion

ZUTATEN

3 Portionen

- 2 Dosen Thunfisch, im eigenem Saft, gut abgetropft
- 1 Paprika
- 1 Zucchini, entkernt
- 3 Eier
- frische Petersilie
- 100 g Gouda, in Stücke, 30% Fett
- 1/2 TL Zwiebelpulver
- 1 TL Paprikapulver
- Salz und Pfeffer zum Abschmecken

ZUBEREITUNG

1. Zunächst den Käse in den Thermomix geben und für 5 Sekunden auf Stufe 5 zerkleinern und anschließend umfüllen.
2. Die Paprika entkernen und vierteln. Die Zucchini in grobe Stücke schneiden und zusammen mit der Petersilie in den Thermomix geben. Für 5 Sekunden auf Stufe 4 zerkleinern.
3. Die restlichen Zutaten dazugeben, für 10 Sekunden auf Stufe 3 verrühren und alles mit etwas Salz und Pfeffer abschmecken.
4. Die Masse auf 12 Silikonmuffinförmchen verteilen und für 30 Minuten bei 160 Grad Celsius Umluft im Backofen backen.

Lachsfilet mit Karotten-Tomaten-Kruste auf Zucchininudeln

PUNKTE

11 pro Portion

ZUTATEN

2 Portionen

- 30 g Parmesan
- 1 Zwiebel
- 200 g Möhren, geschält, in Stücken
- 40 g Butter
- 50 g Tomatenmark
- 400 g Lachsfilet
- Salz
- Pfeffer
- Oregano

  Zucchininudeln

- 3 Zucchini
- 0,5 l Wasser
- 1 El grünes Pesto

ZUBEREITUNG

1. Zu Beginn den Backofen auf 180 Grad Celsius vorheizen
2. Den Parmesan in den Thermomix geben und für 10 Sekunden auf Stufe 10 zerkleinern. Anschließend umfüllen.
3. Die Zwiebel schälen, in den Mixtopf geben und für 5 Sekunden auf Stufe 5 zerkleinern. Mit einem Spatel nach unten schieben.
4. 20 g von der Butter hinzufügen und die Zwiebel für 2 Minuten bei 120 Grad Celsius auf Stufe 1 andünsten.
5. Die Möhrenstücke dazugeben und für 5 Sekunden auf Stufe 5 zerkleinern. Alles mit einem Spatel nach unten schieben.

6. Die restliche Butter, Tomatenmark und die Gewürze hinzufügen und alles für 6 Minuten bei 90 Grad Celsius auf Stufe 2 andünsten. Anschließend für 10 Sekunden auf Stufe 10 pürieren.
7. Das Lachsfilet waschen und jeweils auf ein Stück Alufolie legen.
8. Den Aufstrich noch heiß auf den Lachsfilets verteilen und mit dem Parmesan bestreuen.
9. Danach die Alufolie als "Schiffchen" formen und in eine Auflaufform geben. Im Backofen für 20 Minuten backen.
10. In der Zwischenzeit die Zucchini waschen und mit einem Sparschäler Spaghetti daraus machen.
11. 0,5 l Wasser in den Mixtopf füllen und den Varoma daraufstellen.
12. Die Zucchini-Spaghetti in den Varoma legen und für 10 Minuten/Varoma auf Stufe 1 dämpfen.
13. Zum Schluss die Nudeln mit etwas grünem Pesto vermischen und zusammen mit dem Lachs servieren.

Dorade in Salzkruste mit Selleriepüree

PUNKTE

5 pro Portion

ZUTATEN

2 Portionen

Dorade

- 1 Dorade, geputzt und ausgenommen
- 500 g grobes Meersalz

Selleriepüree

- 700 ml Wasser
- 500 g Sellerie, in Würfel
- 1 Kartoffel, schälen und halbieren
- 20 g Butter
- Salz
- Pfeffer
- Muskat

ZUBEREITUNG

1. 700 ml Wasser in den Mixtopf geben.
2. Den Sellerie in das Garkörbchen geben und dieses einhängen.
3. Eine Schicht Salz in den Varoma geben. Den Fisch darauf legen und mit dem restlichen Salz bedecken.
4. Den Varoma aufsetzen und den Fisch für 20 Minuten/Varoma Stufe 1 dünsten.
5. Danach den Mixtopf leeren und den Sellerie in den Mixtopf geben.
6. Die restlichen Zutaten für das Püree dazugeben und für 10 Sekunden auf Stufe 7 pürieren.
7. Die Salzkruste vom Fisch lösen, den Fisch filetieren und zusammen mit dem Selleriepüree servieren.

Garnelen mit Gemüse und Reis

PUNKTE

5 pro Portion

ZUTATEN

4 Portionen

- 450 g Riesengarnelenschwänze, aufgetaut
- 1 rote Paprika, in Rauten
- 1 gelbe Paprika, in Rauten
- 1 Zucchini, in Stücken
- 200 g Zuckerschoten
- 1 Bund Lauchzwiebeln, in Ringen
- 300 g Basmatireis
- 900 g Wasser
- 3 TL Gemüsebrühepulver
- 1 Ingwer, geschält
- 1 Knoblauchzehe
- 20 g Öl
- 150 g Garflüssigkeit
- 2 EL Sojasoße
- 1 TL Zucker
- Salz und Pfeffer zum Abschmecken

ZUBEREITUNG

1. Das Gemüse zubereiten, in den Varoma geben und etwas pfeffern.
2. Den Reis in das Garkörbchen einwiegen, unter kaltem Wasser waschen und zur Seite stellen.
3. Das Wasser zusammen mit dem Brühepulver in den Thermomix geben und für 5 Minuten/Varoma auf Stufe 1 zum Kochen bringen.
4. In der Zwischenzeit den Einlegeboden mit Backpapier auslegen, die Garnelen mit etwas Salz und Pfeffer würzen und auf dem Backpapier verteilen.

5. Das Garkörbchen in den Mixtopf einhängen, den Varoma inklusive Einlegeboden aufsetzen und alles für 15 Minuten/Varoma auf Stufe 1 garen.

6. Den Reis und den Varoma warm halten und die Garflüssigkeit auffangen.

7. Ingwer und Knoblauch schälen, in den Thermomix geben und für 8 Sekunden auf Stufe 8 zerkleinern.

8. Das Öl dazugeben und für 3 Minuten/Varoma auf Stufe1 dünsten.

9. Die Garflüssigkeit, Sojasoße und den Zucker dazugeben und die Soße für 2 Minuten bei 100 Grad Celsius auf Stufe 1 kochen.

10. Garnelen und Gemüse in eine große Schüssel geben, die Soße darüber gießen, alles gut miteinander vermengen und zusammen mit dem Reis servieren.

Spinat-Eier

PUNKTE

8 pro Portion

ZUTATEN

2 Portionen

- 500 g Spinat
- 1 Zwiebel
- 3 Knoblauchzehen
- 30 g Butter
- 1 TL Salz
- Muskat
- 1 Prise Pfeffer
- 4 Eier
- 40 g Parmesan

ZUBEREITUNG

1. Den Parmesan in Stücken in den Thermomix geben, für 5 Sekunden auf Stufe 10 zerkleinern und umfüllen
2. Die Zwiebel und den Knoblauch schälen, halbieren, zusammen mit der Butter in den Thermomix geben und für 4 Sekunden auf Stufe 5 zerkleinern. Mit einem Spatel nach unten schieben und für 15 Minuten bei 100 Grad Celsius auf Stufe 2 dünsten.
3. Nach 2 Minuten den Spinat durch die Decköffnung mit in den Mixtopf geben.
4. Die Gewürze hinzugeben, auf Stufe 1 zurückschalten und fertig dünsten.
5. Den Spinat in eine Auflaufform geben, die Eier darüber aufschlagen und etwas salzen und pfeffern.
6. Den Parmesan zum Schluss darüber verteilen und die Auflaufform für 20 Minuten bei 200 Grad Celsius in den Backofen geben.

Möhrenspaghetti mit Thunfischsoße

PUNKTE

8 pro Portion

ZUTATEN

2 Portionen

- 2 Zwiebel
- 1 TL Öl
- 4 Tomaten
- 100 g Schmand, 24% Fett
- 25 g Mehl
- 300 g Gemüsebrühe
- etwas Koriander
- 1 Dose Thunfisch im eigenem Saft
- Salz
- Pfeffer
- Möhrenspaghetti

ZUBEREITUNG

1. Die Gemüsespaghetti laut Packungsanweisung kochen.
2. Die Zwiebeln schälen, vierteln und in den Thermomix geben. Für 5 Sekunden auf Stufe 4 zerkleinern und alles mit einem Spatel nach unten schieben.
3. Öl hinzufügen und die Zwiebel für 5 Minuten bei 100 Grad Celsius auf Stufe 1 im Linkslauf andünsten.
4. Tomaten viertel, hinzufügen, für 5 Sekunden auf Stufe 4,5 zerkleinern und mit einem Spatel nach unten schieben.
5. Schmand, Gemüsebrühe, Mehl und Koriander hinzufügen und für 5 Minuten bei 100 Grad Celsius auf Stufe 3 im Linkslauf kochen.
6. Nun den Thunfisch dazugeben und für 10 Sekunden auf Stufe 2 im Linkslauf vermengen.
7. Zum Schluss die Soße mit Salz und Pfeffer abschmecken und zusammen mit den Möhrenspaghetti vermengen.

Blumenkohl-Gratin

PUNKTE

7 pro Portion

ZUTATEN

2 Portionen

Gratin

- 400 g Blumenkohl
- 1 Tomate
- 30 g Emmentaler, gerieben
- 1 EL Mandelblättchen
- 500 g leicht gesalzenen Wasser

Soße

- 150 g saure Sahne, 10% Fett
- 1 Ei
- Salz
- Pfeffer
- Muskat

ZUBEREITUNG

1. Den Blumenkohl putzen und in kleine Röschen teilen. Diese anschließend in den Varoma legen.
2. Das Wasser in den Thermomix geben, den Varoma aufsetzen und alles für 20 Minuten /Varoma auf Stufe 1 garen.
3. Den Backofen auf 180 Grad Celsius Umluft vorheizen.
4. Die Tomate waschen, halbieren und den Stielansatz entfernen. Anschließend in dünne Scheiben schneiden.
5. Sobald der Blumenkohl fertig ist, die Röschen nebeneinander in eine Auflaufform geben und die Tomatenscheiben zwischen die Röschen stecken.

6. Die Zutaten für die Soße in den leeren Thermomix geben und für 15 Sekunden auf Stufe 4 verrühren.
7. Anschließend die Soße über den Blumenkohl geben. Danach den geriebenen Käse und die Mandelblättchen darüber verteilen.
8. Das Gratin 15 Minuten in den vorgeheizen Backofen geben.

Paprika-Tomaten-Fenchel-Risotto

PUNKTE

12 pro Portion

ZUTATEN

4 Portionen

- 50 g Parmesan
- 1/2 Knoblauchzehe, schälen, halbieren
- 1 Zwiebel, schälen, halbieren
- 20 g Fenchel, putzen
- 40 g Butter
- 350 g Paprika
- 100 g Tomaten
- 250 g Risottoreis
- 700 g Gemüsebrühe
- 1/2 TL Salz
- 2 Prisen Pfeffer
- 1 EL Kräuter

ZUBEREITUNG

1. Parmesan in den Thermomix geben, 15 Sekunden auf Stufe 10 zerkleinern und umfüllen.
2. Knoblauch, Zwiebel und Fenchel in den Thermomix geben, 3 Sekunden auf Stufe 7 zerkleinern und mit dem Spatel nach unten schieben.
3. 20 g von der Butter zugeben und die zerkleinerten Zutaten 3 Minuten auf Stufe 1 dünsten.
4. Paprika entkernen und zusammen mit der Tomate in kleine Würfel schneiden. Mit in den Thermomix geben und zusammen mit den anderen Zutaten für 3 Minuten bei 100 Grad Celsius mitdünsten.
5. Den Reis hinzugeben und weitere 3 Minuten dünsten.
6. Die heiße Gemüsebrühe, Salz und Pfeffer zugeben und für 20 Minuten bei 100 Grad Celsius garen.

7. Abschließend die restliche Butter, den Parmesan und die Kräuter vorsichtig mit dem Spatel unterheben.

Gemüse-Nudelauflauf

PUNKTE

34 pro Portion

ZUTATEN

2 Portionen

- 200 g Möhren, geschält
- 250 g Zucchini
- 800 g Wasser
- 200 g Brokkoli, in Röschen
- 200 g Kochschinken, gewürfelt
- 100 g Milch, 1,5% Fett
- 1 Packung Schmand, 24% Fett
- 1 Packung Schlagsahne, 30% Fett
- 1 TL Salz
- etwas Pfeffer
- 100 g Reibekäse, 30% Fett

ZUBEREITUNG

1. Aus den Karotten und der Zucchini mit einem Sparschäler Spaghetti schneiden.
2. Wasser in den Mixtopf einwiegen, in den Varoma die Möhrenspaghettis und die Brokkoli-Röschen geben. Danach auf den Varoma-Einlegeboden die Zucchinispaghettis verteilen. Alles für 12 Minuten/Varoma auf Stufe 1 dünsten.
3. Den Ofen auf 180 Grad Celsius vorheizen.
4. Sobald die Spaghettis fertig sind, diese in einer Auflaufform miteiannder vermengen und mit den Brokkoliröschen und dem gewürfelten Schinken bedecken.
5. Den Mixtopf leeren und alle restlichen Zutaten, außer dem Käse, in den Mixtopf geben und für 10 Sekunden auf Stufe 5 mixen.

6. Die Soße über die Nudeln geben und den Auflauf danach mit dem Käse bestreuen. Für 20 Minuten bei 180 Grad Celsius im Backofen backen.

Spargelauflauf mit Senfkruste

PUNKTE

7 pro Portion

ZUTATEN

4 Portionen

- 750 g Spargel
- 6 Eier
- 500 g Wasser
- 150 g Käse, gerieben, 30% Fett
- 4 EL Senf
- 4 EL Crème fraiche
- 200 g gekochter Schinken
- Thymian
- 1 TL Salz
- Prise Pfeffer

ZUBEREITUNG

1. Die Eier hart kochen, abschrecken und in Scheiben schneiden.
2. Den Spargel schälen und in circa 3 cm lange Stücke schneiden. Anschließend in den Varoma legen.
3. 500 g Wasser, 1 TL Salz und etwas Zucker in den Mixtopf geben, den Varoma aufsetzen und den Spargel für 20 Minuten/Varoma auf Stufe 1 garen.
4. In der Zwischenzeit den Schinken würfeln.
5. Sobald der Spargel fertig ist, das Wasser aus dem Mixtopf wegschütten.
6. Die übrigen Zutaten in den Thermomix geben und für 20 Sekunden auf Stufe 4 im Linkslauf verrühren.
7. Spargel, Eier und Schinken in eine eingefettete Auflaufform schichten und danach die Käse-Senf-Mischung darüber verteilen.
8. Nun den Auflauf im vorgeheizten Backofen bei 200 Grad Celsius für 25 Minuten überbacken.

Gemüsenudeln mit Spinat-Feta-Pesto

PUNKTE

7 pro Portion

ZUTATEN

2 Portionen

Nudeln

- 700 g Zucchini
- 700 g Wasser

Pesto

- 2 Knoblauchzehen
- 125 g Spinatblätter
- 50 g Fetakäse, 25% Fett
- 30 g Rapsöl
- 1/4 TL Salz

ZUBEREITUNG

1. Die Knoblauchzehen schälen und im Thermomix für 8 Sekunden auf Stufe 8 zerkleinern. Mit einem Spatel nach unten schieben.
2. Den Feta würfeln, zusammen mit dem Spinat einwiegen und für 5 Sekunden auf Stufe 8 zerkleinern. Ebenfalls mit einem Spatel nach unten schieben.
3. Das Öl und das Salz dazugeben und für 10 Sekunden auf Stufe 5 mit dem Spinat-Feta-Gemisch vermengen Anschließend alles umfüllen.
4. Die Zucchini mithilfe eines Sparschälers zu Nudeln verarbeiten.
5. 700 g Wasser in den Mixtopf geben und die Gemüsenudeln in den Varoma geben. Nun für 12 Minuten/Varoma auf Stufe 1 garen.
6. Die Zucchinispaghetti zusammen mit dem Spinat und dem Feta servieren.

Hähnchen-Tomaten-Geschnetzeltes

PUNKTE

7 pro Portion

ZUTATEN

4 Portionen

- 400 g Hähnchenfleisch, geschnetzelt
- 3 EL Sojasoße
- 250 g Reis
- 1 Zwiebel
- 1 Knoblauchzehe
- 1 TL Olivenöl
- 5 Tomaten, geviertelt
- 250 g Wasser
- 2 TL Gemüsebrühe
- Pfeffer
- Paprikapulver

ZUBEREITUNG

1. Das Hähnchenfleisch circa 30 Minuten in Sojasoße, Pfeffer und Paprikapulver einlegen und danach in den Varoma geben.
2. Zwiebel und Knoblauch schälen, halbieren und 5 Sekunden auf Stufe 5 zerkleinern. Zusammen mit dem Olivenöl 3 Minuten im Varoma auf Stufe 1 andünsten.
3. Tomaten hinzugeben und für 6 Sekunden auf Stufe 5 zerkleinern.
4. Wasser, Gemüsebrühe und die Gewürze hinzufügen, Gareinsatz einhängen.
5. Den Reis einwiegen und kurz auf Stufe 5 spülen.
6. Nun den Varoma aufsetzen und alles für 25 Minuten auf Stufe 1 garen.

Bärlauchquark mit Spargel

PUNKTE

4 pro Portion

ZUTATEN

2 Portionen

- 50 g Bärlauch
- 500 g Sahnequark bis 0,5% Fett
- 2 TL Salz
- 1000 g Spargel
- etwas Mineralwasser
- 500 ml Wasser

ZUBEREITUNG

1. Den Bärlauch in den Thermomix geben und für 15 Sekunden auf Stufe 5 kleinhacken.
2. Danach den Sahnequark, 1 TL Salz und etwas Mineralwasser hinzugeben, für 10 Sekunden auf Stufe 3 vermischen und anschließend umfüllen.
3. Das Wasser und das restliche Salz in den Topf geben.
4. Den Spargel schälen und für 35 Minuten/Varoma auf Stufe 1 dünsten.

Gnocchi mit Gemüsesauce

PUNKTE

12 pro Portion

ZUTATEN

4 Portionen

- 1 Kohlrabi
- 500 g Möhren
- 200 g Zuckerschoten
- 1 Bund Frühlingszwiebeln
- 1 EL Rapsöl
- 1 EL Gemüsebrühe
- 150 g Frischkäse bis 28% Fett
- 500 g Gnocchi
- 3 EL gehackte Petersilie
- 200 g Wasser

ZUBEREITUNG

1. Die Möhren und den Kohlrabi schälen und in grobe Stücke schneiden.
2. Danach in den Thermomix geben und für 5 Sekunden auf Stufe 5 raspeln.
3. Die Zuckerschoten halbieren und die Frühlingszwiebeln in Ringe schneiden.
4. Das Gemüse und das Rapsöl mit in den Thermomix geben und für 8 Minuten/Varoma auf Stufe 1 im Linkslauf dünsten.
5. Das Wasser, die Brühe und den Frischkäse dazugeben und für weitere 20 Minuten/Varoma auf Stufe 2 im Linkslauf garen.
6. Die Gnocchi nach Packungsanweisung kochen und zusammen mit der Soße servieren.
7. Abschließend die Petersilie über den Gnocci verteilen.